XIIIe CONGRÈS INTERNATIONAL DE MÉDECINE

(PARIS, 2-9 AOUT 1900)

LES FORMES BÉNIGNES DE PSOÏTIS

Par H. MORESTIN

Les formes bénignes de la psoïtis sont virtuellement admises par les auteurs classiques, mais comme à regret, et leur mention est entourée de réserves telles que dans la pratique on ne s'attend guère à les rencontrer.

En fait le pronostic de la maladie est considéré comme fort grave et même presque fatal. La suppuration est la terminaison obligée et la mort survient tôt ou tard ; les malades qui guérissent sont en si petit nombre que certains auteurs vont même jusqu'à mettre en doute le diagnostic dans les cas à terminaison favorable, et pensent qu'une psoïte qui guérit n'en est pas une.

Aussi le chapitre des suites éloignées n'existe point, et l'on cherche vainement dans les travaux consacrés à ce sujet ce que sont devenus les malades qui par hasard ont survécu.

« La psoïte est presque toujours mortelle, dit Heurtaux...

Dans la psoïte proprement dite la mort est à peu près inévitable. »

Gangolphe pense que « la psoïte suppurée est une des affections les plus redoutables que le chirurgien ait à combattre ».

Pour Vincent les cas de guérison sont contestables, et « la myosite vraie du psoas ne paraît pas susceptible de rétrocéder ».

Walther émet une opinion analogue dans son article du *Traité de chrirurgie*, et c'est là en somme le sentiment général au sujet de cette affection.

On peut s'étonner que l'inflammation d'un simple muscle puisse avoir de si graves conséquences et mette ainsi régulièrement la vie en péril. Les suppurations du foie, de la rate, des reins, des poumons, du cerveau, peuvent guérir, et l'abcès développé dans un muscle de deuxième ordre, se montrerait rebelle à toute thérapeutique. Car c'est bien le muscle qui serait en cause, et dont la lésion serait grave ; la myosite vraie ne pardonnerait presque jamais. Quand le malade ne succombe point, c'est que l'on a confondu avec la psoïte quelque lésion du voisinage. On remarquera que les organes environnants sont l'appendice, le ligament large, la trompe, dont les maladies ont logiquement bien plus de raisons d'être graves qu'une simple myosite.

En réalité l'histoire de cette affection est faite avec des observations déjà anciennes, sa description ne répond plus d'une manière exacte à la généralité des faits. Ce sombre tableau est un anachronisme et le pronostic s'est grandement amélioré. Et cela pour plusieurs raisons. D'abord beaucoup de cas, qui autrefois grevaient la statistique des psoïtes, ont été détachés de ce groupe, ainsi tous ces abcès iliaques d'origine appendiculaire que Marcano, il n'y a guère plus de vingt ans, faisait rentrer dans les psoïtes trau-

matiques; on les en a séparés et on leur applique un traitement précoce qui prévient toute diffusion du processus
inflammatoire du côté des muscles sous-jacents.

Certaines suppurations d'origine pelvienne, mieux étu-
diées et mieux traitées, ont cessé d'être confondues avec les
suppurations de la gaine du psoas.

Puis les suppurations profondes sont abordées sans retard
et sans crainte, par des opérations précoces, complètes et
larges, et dans cet ordre d'idées ouvrir la fosse iliaque nous
paraît aujourd'hui une intervention simple. Il est évident
que, si on commençait par mettre aux psoïtis des appareils
plâtrés, comme Dolbeau, si l'on attendait la fluctuation
pour inciser, ou si l'on se bornait à de petites ponctions,
les désastres seraient encore la règle.

D'autre part, les infections que nous avons à combattre
sont sans doute moins graves, atténuées, par la pratique
même imparfaite de l'antisepsie ou de l'asepsie, et cela est
particulièrement vrai de celles que l'on observe dans la
période puerpérale.

Les anciens ont dû souvent commettre l'erreur qui consiste à attribuer la totalité des accidents observés et l'altération de l'état général, à une lésion locale considérée en
particulier, alors que cette lésion peut être une détermi-
nation locale d'une infection qui a déjà empoisonné tout
l'organisme. Nous connaissons bien maintenant ces
streptococcies, staphylococcies, etc., où les altérations
grossièrement visibles d'un organe qui a plus particulièrement attiré l'attention pendant la vie ne sont qu'un détail
dans une infection diffuse. Il a dû en être ainsi pour beaucoup de ces psoïtis dont on nous a décrit la marche inexo-
rable. L'inflammation du muscle n'était fréquemment sans
doute qu'un témoin de l'empoisonnement de l'économie,
une localisation.

Ainsi en interprétant les observations on trouve d'une

part des cas d'infection généralisée avec altération du psoas, sans que le traitement de cet accident local pût rien changer au pronostic ; d'autre part, des cas où le traitement a été impuissant, parce qu'il a été tardif, ou n'a pas rempli toutes les indications.

Récemment encore je présentais à la Société anatomique (juin 1900) des pièces provenant d'une malheureuse jeune femme qui était venue succomber à Saint-Louis, et chez laquelle l'issue fatale eût été peut-être évitée par une thérapeutique rigoureuse instituée à l'heure opportune.

Sauf le cas de traitement mal compris, le danger vient donc peut-être plus des autres lésions dont le sujet est porteur, ou de l'infection générale qui a précédé la psoïte, que de la septicémie engendrée par celle-ci. On conçoit donc que si l'infection est modérée, atténuée, et que l'inflammation du psoas constitue en somme la maladie, qu'il s'agit d'une lésion locale, l'affection puisse perdre beaucoup de son fâcheux pronostic. Simple lésion d'un muscle, elle n'est grave que par les circonstances au milieu desquelles elle évolue, et dont on a fait peser sur elle le pronostic, ou bien par ses complications si on leur donne le temps de se montrer. Mais il est convenu que l'on doit les prévenir, couper court à leur évolution. La virulence plus ou moins grande des microbes en cause, l'état de déchéance ou de résistance du sujet amèneront de grandes variétés individuelles et l'on pourra observer toute une échelle décroissante entre les cas sérieux, graves, et les cas bénins, légers.

J'ai eu pour ma part l'occasion d'opérer deux de ces cas sérieux, l'un chez un homme ; la suppuration, survenue après de grandes fatigues, siégeait du côté gauche et occupait presque toute la longueur du psoas. Cet homme guérit très rapidement après incision iliaque et inguinale et un bon drainage. L'autre malade était une jeune fille, chez laquelle la psoïte fut consécutive à une fièvre typhoïde ; elle guérit aussi après incision lombaire iliaque et inguinale. Ces deux cas avaient été recueillis à Necker. Ils sont consignés dans la thèse de Petit (Paris, 1898-1899) ainsi qu'un autre observé dans le même service, peu de temps auparavant et opéré par M. le professeur Le Dentu.

Chez ces malades, la guérison fut complète, et obtenue rapidement, au moins chez d'eux d'entre eux.

Je les mentionne ici simplement pour appuyer l'opinion tout à l'heure émise de l'amélioration générale du pronostic de ces lésions.

Mais je voudrais surtout insister sur les formes franchement bénignes, auxquelles appartenaient deux cas que j'ai pu recueillir à l'hôpital Saint-Louis pendant ces derniers mois.

Dans l'un il s'est formé lentement un abcès du psoas, non seulement sans phénomènes inquiétants, mais sans trouble bien apparent de la santé générale.

Une simple incision a amené la guérison ; encore fut-elle tardivement pratiquée, car la malade se refusa d'abord à toute opération.

Cette observation, en elle-même fort simple, tire précisément son intérêt de la pauvreté des symptômes déterminés par la suppuration, de son évolution tranquille et sans retentissement sur la santé générale, de sa guérison par les soins les plus sommaires.

Il s'agit d'une femme de 29 ans, Mme Marie R..., ménagère, entrée le 11 août 1899, à Saint-Louis. Isolement dans le service de M. Richelot, que je remplaçais. Déjà elle avait fait une apparition dans nos salles trois semaines auparavant, mais dès le lendemain elle avait regagné sa maison, par crainte de l'opération qui lui avait été proposée.

A ce moment elle présentait déjà les signes classiques d'une psoïtis du côté droit, attitude caractéristique du membre inférieur, cuisse fléchie sur le bassin, et en abduction légère, tumeur dans la fosse iliaque, allongée verticalement, sur le trajet du psoas, au-dessus de l'arcade de Fallope. Elle avait accouché, au commencement du mois de juin, de son quatrième enfant. Huit jours après l'accouchement, à terme et régulier au bout d'une grossesse normale, elle avait été prise de douleurs dans le bas-ventre et les reins, puis après une quinzaine, la cuisse s'était placée dans la position qu'elle occupe encore actuellement. On pouvait exagérer la flexion, mais la diminuer était impossible. La tumeur était très peu douloureuse à la palpation; il n'y avait pas, ou il n'y avait plus de fièvre, et la malade était venue à pied à l'hôpital. L'examen du petit bassin demeurait négatif. La malade s'en retourna le lendemain, marchant toujours sans trop souffrir, bien que la claudication fût très accentuée.

Quand elle revint le 11 août, n'ayant subi encore aucun traitement depuis près de six semaines que durait sa maladie, la situation avait un peu changé : un léger empâtement se dessinait au-dessous de l'arcade crurale, à la partie externe du triangle de Scarpa, tandis que la tumeur iliaque s'était un peu étalée, devenait moins nettement saillante, plus diffuse. On sentait de la fluctuation en un point circonscrit au-dessous de l'arcade, en dedans du couturier. Les douleurs étaient très modérées. C'étaient plutôt quelques battements et lancinements que des souffrances véritables. Il y avait le soir une légère élévation de température, de quelques dixièmes de degré. L'état général paraissait d'ailleurs à peine impressionné par la lésion, toute locale et d'une bénignité remarquable.

Le 16 août, je fis une incision au-dessous de l'arcade, légèrement oblique de haut en bas et de dehors en dedans, et longue de cinq centimètres. J'ouvris l'étui du psoas et il sortit en abondance du pus crémeux, verdâtre et bien lié, dont l'examen bactériologique n'a pu être fait malheureusement. Une sonde cannelée s'enfonçait par-dessous l'arcade et remontait très haut, dans une cavité étroite et longue, occupant la fosse iliaque interne. J'y enfonçai un drain de 12 à 15 centimètres, puis j'essayai d'étendre la cuisse qui gardait son attitude fléchie sans réussir complètement à la ramener dans la rectitude. Un appareil à extension continue fut appliqué. Il fallut cinq semaines pour obtenir la cicatrisation de la plaie. Au bout d'une vingtaine de jours on avait supprimé l'extension continue. Quand la malade a quitté Saint-Louis le 1er octobre, elle marchait très bien, ayant seulement un peu de raideur qu'elle a perdue depuis.

Voilà donc un cas dont l'évolution n'a rien eu de tragique et qui ne demandait qu'à guérir. Un drain glissé par une simple petite incision a suffi à vider et déterger la cavité de cet abcès et la malade n'a même pas eu à regretter le retard qu'elle avait imposé à l'établissement du traitement rationnel. Forme bénigne à coup sûr que celle qui permet un aussi long sursis, et cède aux moyens les plus élémentaires. Une suppuration que la malade peut promener, presque sans souffrir, qui altère à peine l'état général, et ne détermine après quinze et vingt jours de rétention qu'une température de 38 degrés, 38°2, est de bonne composition.

Dira-t-on qu'il ne s'agissait pas d'une myosite du psoas, mais d'une pseudo-psoïtis? Je remarquerai tout d'abord que si l'on élimine du cadre de la maladie, les cas dont la terminaison est favorable, pour cette seule raison que la guérison est survenue, il est impossible de s'entendre. On procède par pétition de principes. On déclare que la maladie est mortelle, par conséquent les malades qui y échappent n'en étaient pas atteints. Mais si ce n'est pas le psoas qui est en cause, quel autre organe malade peut déterminer ces symptômes et pas d'autres ? Si ce n'est pas une psoïtis, qu'est-ce que c'est ? Il est sans doute des cas où il est à peu près impossible de différencier l'inflammation primitive du muscle, de son altération consécutive à celle d'un organe. La pièce que j'ai présentée au mois de juin à la Société anatomique était à cet égard bien démonstrative. Mais jusqu'à ce que le groupe des psoïtes soit complètement démembré, nous devons garder la même signification à ce syndrome clinique caractérisé par la présence d'une tumeur allongée, douloureuse, occupant la situation et dirigée dans le sens des fibres du psoas, avec attitude spéciale du membre inférieur, alors que rien ne permet de localiser la masse anormale dans l'intestin ou tout autre organe.

Quant à dire que la myosite était réellement primitive, il est à coup sûr impossible de l'affirmer. Peut-être même dans les cas de psoïtis puerpérale la lésion est-elle en réalité fréquemment secondaire. C'est une opinion émise par M. Vincent dans l'excellent article du *Dictionnaire Dechambre*. M. Vincent admet que la plupart des psoïtes sont une conséquence d'une phlegmasie sous-péritonéate. La pièce à laquelle j'ai déjà fait allusion fournit une explication des plus séduisantes d'un certain nombre de psoïtis puerpérales, en montrant la lésion développée par un mécanisme tel que toute exploration clinique n'eût point réussi à le déceler, et qu'à l'autopsie même il eût pu échapper à un examen rapide. Il s'agissait d'adéno-phlegmons des ganglions iliaques internes, situés contre le psoas, au voisinage de la bifurcation des iliaques primitives. Il existe un assez grand nombre de ganglions sous-péritonéaux appliqués contre le psoas et en communication plus ou moins directe avec les organes génitaux internes. C'est une disposition connue depuis fort longtemps puisqu'elle est admirablement figurée par Mas-

cagni. La pathogénie de la psoïtis puerpérale réside évidem-
ment dans ce rapport pour un certain nombre de cas tout
au moins.

Mais au point de vue spécial qui nous occupe, que la
lésion soit vraiment primitive ou qu'on puisse lui appliquer
la pathogénie que nous venons d'indiquer, la prémisse que
nous posions avant de produire cette observation paraît
justifiée. Il existe une forme de psoïtis dans laquelle l'abcès
évolue avec une bénignité remarquable.

Mais il y a plus, et la guérison peut survenir par résolution complète, alors même que la lésion est bilatérale,
l'envahissement simultané ou successif des deux côtés
ayant toujours été pourtant considéré comme une circons-
tance encore aggravante. L'observation suivante en est la
preuve :

Mme Augustine B..., ménagère, âgée de trente ans, est
adressée par le Dr Wirbel à l'hôpital Saint-Louis, où elle
entre le 21 février 1900, dans le service de M. Richelot.
Isolement n° 53. Elle a accouché trois mois auparavant de
son quatrième enfant. Dix jours après elle a été prise de vives
douleurs dans le ventre, la région lombaire, les flancs. Elle a
eu aussi de la fièvre, mais modérée, sans frissons et sans
caractère inquiétant. Au bout de quelques jours la cuisse
droite s'est mise dans la flexion, un peu plus tard la gauche
a pris la même attitude. Mais de ce côté les accidents ont été
particulièrement légers ; spontanément la flexion a diminué
et le membre a pu retrouver à peu près complètement la
rectitude, si bien que du côté gauche la maladie ayant eu
un début plus tardif a présenté une durée beaucoup plus
courte. Actuellement le côté droit est pris exclusivement.
La marche est douloureuse et à peu près impossible, la
malade se déplace penchée en avant, à tout petits pas, et le
pied droit ne touchant le sol que par sa pointe. La pauvre

femme est très affaiblie, anémiée et fort pâle. Cependant elle n'a pas de fièvre, la langue est bonne et l'appétit très satisfaisant. Une fois couchée, elle ne souffre pas du tout. La cuisse gauche peut être fléchie sur le bassin, étendue, portée en dedans, en dehors sans difficulté. — A droite il y a flexion à angle droit avec abduction légère. On peut exagérer cette flexion et aussi déplacer le membre en dehors et en dedans, mais pour l'étendre on rencontre une résistance invincible. Il y a rétraction ou contracture du psoas. L'articulation de la hanche, la colonne vertébrale, l'os iliaque sont intacts. La palpation de la fosse iliaque est à peu près négative. Pourtant la paroi abdominable est flasque et dépressible et la malade, docile et intelligente, se laisse très facilement examiner. Non seulement on ne trouve point de tumeur proprement dite, mais l'exploration n'est nullement douloureuse. Il semble toutefois que profondément on retrouve sur le trajet du psoas une résistance particulière, comme si le muscle était devenu plus ferme, plus rigide. Du côté gauche, la palpation donne le même résultat, bien fruste comme on le voit.

L'exploration des organes génitaux et du petit bassin ne permit pas de découvrir rien d'anormal. L'utérus était sain, mobile, en bonne position, de volume normal, indolent; les ligaments larges absolument souples, les culs-de-sac libres, et sur les parties latérales du bassin, on ne pouvait découvrir ni saillie, ni empâtement, ni zone douloureuse, qui pût permettre de soupçonner un état pathologique des annexes. Il s'agissait d'une psoïtis d'une variété exceptionnelle. Il nous parut qu'il n'y avait point d'abcès dans ce cas, que rien n'indiquait la nécessité d'une intervention et que la maladie paraissait devoir se terminer par la résolution complète, et même que cette résolution était déjà en train de s'accomplir, que nous assistions au déclin et à la régression spontanée des phénomènes. C'était en somme une infection atténuée, qui devait disparaître sans suppuration. Lutter contre l'attitude vicieuse et remonter l'état général étaient dès lors les seules indications. On mit un appareil à extension continue, dont le poids, d'abord très léger, fut augmenté prudemment par additions successives, pour éviter toute rupture au cas où il y aurait, malgré nos prévisions, quelque petite collec-lection centrale.

Quand cette femme a quitté Saint-Louis le 15 mars, le membre inférieur était parfaitement redressé. Les examens successifs m'avaient appris à sentir, ce que j'avais seulement deviné la première fois, une résistance anormale, une induration longitudinale sur le trajet du psoas, sans tumeur proprement dite. Il n'y avait eu ni fièvre, ni réapparition des douleurs.

Le mouvement de flexion spontanée de la cuisse droite ne s'effectuait qu'avec peine et demeurait incomplet. Pour la marche, elle était devenue possible, mais non encore normale. Elle présentait un caractère prudent et automatique, la malade marchait à tout petits pas, glissant le pied à peine soulevé du sol par une élévation de la hanche, et le laissait ensuite retomber à plat. En outre, elle gardait le tronc incliné en avant, cette attitude donnait une raideur particulière à la démarche. Depuis, la malade s'est remise complètement, les mouvements sont devenus de plus en plus souples, et il y a quelques jours encore, je l'ai rencontrée poussant une voiture d'enfant et marchant avec une aisance parfaite.

Plus curieux encore que le cas précédent, celui-ci compte parmi les plus rares. En vertu du raisonnement qui consiste à dire que les malades qui guérissent n'étaient pas atteintes de psoïte, on pourrait sans doute contester ce diagnostic. Evidemment le contrôle anatomique manque, mais à défaut de cette preuve irréfutable, les quelques signes positifs constatés pendant la maladie, et l'ensemble des constatations négatives faites tant du côté du bassin que de l'abdomen ne permettent pas de mettre en cause un autre organe que le psoas.

Ici encore je demanderai si ce n'est pas une psoïte, quelle maladie doit porter ce nom, quels signes distinguent les psoïtes vraies des pseudo-psoïtes. Pourquoi arbitrairement voulez-vous en exclure les formes bénignes, dont on accepte l'existence pour l'inflammation de tous les organes? A quoi enfin se rapporte la contracture observée chez cette puerpérale? Le processus d'infection a pu être celui que j'ai déjà indiqué, inflammation superficielle et contracture au voisinage d'une adénite, comme on peut voir le sterno-mastoïdien se contracturer au voisinage d'une adénite du cou et déterminer une variété de torticolis. Mais ce mode pathogénique, applicable à certains cas, ne peut être envisagé comme constant. Je ne sais encore s'il est rare ou fréquent. J'incline toutefois à penser que chez cette malade il s'agissait bien d'une myosite, et la bénignité même du cas vient à l'appui de cette interprétation. Une adénite ou toute autre inflammation capable d'atteindre secondairement le muscle voisin est une lésion assez sérieuse, assez étendue, pour suppurer presque inévitablement, et elle a toute chance de ne pas se comporter d'une façon aussi bénigne, de ne pas disparaître sans laisser de traces, après avoir évolué inaperçue. Ce cas m'a donc paru, comme à tous ceux qui ont examiné la malade, rentrer dans le cadre des formes de psoïtis légères et sans gravité.

La fréquence de tels faits est difficile à établir d'une manière absolue, car il s'agit d'affections très rares, et qu'on n'observe à un tel degré d'atténuation qu'à titre d'exceptions. Cependant il en faut tenir compte dans la pratique. Si le pronostic général de la maladie est sérieux, il s'est grandement amélioré pour les cas ordinaires, et il peut même être tout à fait favorable.

Une conséquence de cet état de choses, c'est que la thérapeutique ne doit pas être trop alarmiste.

Dans les formes bénignes dont nous nous occupons, les moyens les plus élémentaires suffisent à procurer la guérison.

PARIS. — IMPRIMERIE F. LEVÉ, RUE CASSETTE, 17